BEI GRIN MACHT SICH IHR WISSEN BEZAHLT

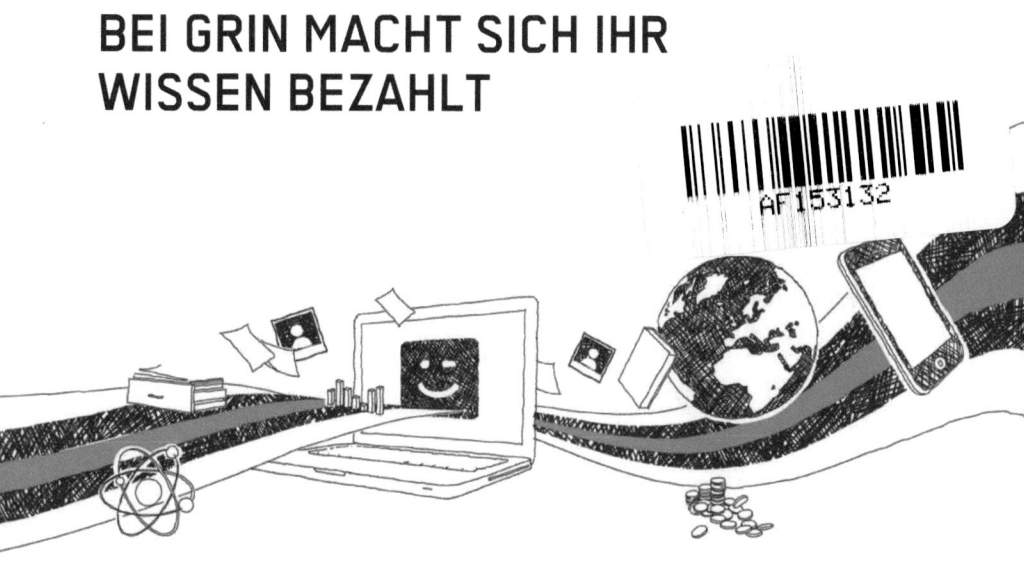

AF153132

- Wir veröffentlichen Ihre Hausarbeit, Bachelor- und Masterarbeit

- Ihr eigenes eBook und Buch - weltweit in allen wichtigen Shops

- Verdienen Sie an jedem Verkauf

Jetzt bei www.GRIN.com hochladen und kostenlos publizieren

Gewichtszunahme mit Hilfe des GROW-Modells

Ernährungsberatung eines Klienten mit Depressionen

Jana Mohr

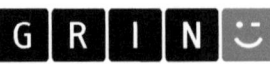

Bibliografische Information der Deutschen Nationalbibliothek:

Die Deutsche Nationalbibliothek verzeichnet diese Publikation in der Deutschen Nationalbibliografie; detaillierte bibliografische Daten sind im Internet über http://dnb.d-nb.de abrufbar.

ISBN: 9783346312129
Dieses Buch ist auch als E-Book erhältlich.

© GRIN Publishing GmbH
Nymphenburger Straße 86
80636 München

Druck und Bindung: Books on Demand GmbH, Norderstedt Germany
Gedruckt auf säurefreiem Papier aus verantwortungsvollen Quellen

Das vorliegende Werk wurde sorgfältig erarbeitet. Dennoch übernehmen Autoren und Verlag für die Richtigkeit von Angaben, Hinweisen, Links und Ratschlägen sowie eventuelle Druckfehler keine Haftung.

Das Buch bei GRIN: https://www.grin.com/document/919579

Deutsche Hochschule für
Prävention und Gesundheitsmanagement
Hermann Neuberger Sportschule 3
66123 Saarbrücken

__X__ **Hausarbeit**

— **Skript**

Name, Vorname:	Mohr, Jana
Modul:	Ernährungspsychologie
Studiengang:	Bachelor of Ernährungsberatung
Datum Präsenzphase:	20.08.-22.08.2018
Studienort:	Köln
Aufgabe:	Durchführung einer Ernährungsberatung unter Einbezug des GROW-Modells

Inhaltsverzeichnis

1 Einleitung

Tabelle 1: Charakterisierung des Klienten anhand Informationen aus Anamnese und Eingangsgespräch (eigene Darstellung)

Alter	18 Jahre
Geschlecht	Männlich
Körpergröße	1,74m
BMI	17,
Körperfettanteil	5,7%
Soziale Situation	Wohnt bei den Eltern mit insgesamt 4 Personen
Berufliche Situation	Schüler
Persönlichkeitsprofil	Mischung aus Desinteressierter Fast-Fooder und Billig/-Fleischesser
Risikoprofil	Vorerkrankungen: Depressionen, selten Krämpfe Mögliche Folgen: Frieren, fehlende Hormone und so Krämpfe, Blähungen, Verdauungsprobleme, eine schwache Knochendichte, wenig Fett als Energielieferant, Kreislaufprobleme
Sportliche Aktivitäten	Zweimal in der Woche Fußball und dreimal Fitnessstudio

Der Klient ist ein 18 Jahre alter Schüler. Er gehört im Sport und in der Klasse immer zu den kleinsten Personen. Zusätzlich ist er auch sehr schmal gebaut und wiegt mit 53,2kg nicht viel für seine Größe und sein Alter. Der Schüler wohnt mit seiner Schwester und seinen Eltern zuhause. Seinen Tagesablauf bestimmen vor allem Schule und Fußball, beziehungsweiße das Fitnessstudio. Er spielt selber im Verein Fußball und trainiert dort zweimal die Woche und absolviert am Wochenende ein Spiel. Zusätzlich dazu geht er dreimal die Woche ins Fitnessstudio, um Muskeln aufzubauen, damit er beim Fußball besser gegenhalten kann und damit im Alltag seine Größe durch die Muskelmasse nicht so zum Ausdruck kommt und er etwas älter wirkt. Weiter trainiert er eine jüngere Fußballmannschaft, wo er auch zweimal in der Woche das Training leitet und ein Spiel am Wochenende hat. So ist bisher nicht viel Zeit geblieben, um sich mit dem Thema Ernährung auseinanderzusetzen. Er besitzt also bisher nicht viel Wissen über das Thema, weshalb es hauptsächlich bisher darum ging, dass er seine Mahlzeiten ohne großen Aufwand zuzubereiten kann, sodass es häufig Tiefkühlpizza oder Pommes zu sich nahm. Leider ist der Klient in seiner Nahrungsauswahl sehr eingeschränkt, da ihm Vieles nicht schmeckt und er auch selten Neues ausprobiert. Aus diesem Grund sind seine Mahlzeiten fleischlastig, da er keinen Käse, Obst oder Soßen isst. Da er, wenn er auswärts isst, dann häufig das Essen nicht mag, isst er dann oft nichts, weshalb er verhältnismäßig wenig Mahlzeiten zu sich nimmt. Weiterhin ist es entscheidend zu wissen, dass der Klient Tabletten aufgrund seiner Depression nimmt, den Appetit weniger werden lassen. Bisher hat er aber keine Veränderungen diesbezüglich gemerkt.

Der Klient möchte Gewicht am ganzen Körper zunehmen, um sich wieder wohl zu fühlen. Die Person ist mit 1,74m eher klein und durch das niedrige Gewicht wirkt er für andere deutlich jünger. Des Weiteren besteht der Wunsch nicht mehr der Kleinste und Dünnste zu sein gegenüber seinen Freunden und Mitschülern, da aus dem Klein- und Dünn sein in der Klasse schon Mobbing hervorhing, was wohl mit zu den Depressionen geführt hat. Als Ziel wurden sieben Kilogramm Muskelmasse, vor allem im Oberkörper, genannt. Auch aufgrund des geringen Fettanteils von 5,7% ist das Zunehmen wichtig, da es sonst ab unter 5% gesundheitsgefährdend werden könnte. Damit der Klient sein Ziel erreichen kann, muss er über 14 Wochen alle zwei Wochen ein Kilogramm zunehmen (siehe Anhang Abbildung 3). Momentan treibt der Klient viel Sport, was eine gute Grundlage für den Aufbau von Muskeln ist, gerade das Betreiben von Kraftsport. Das Problem der Person sind die Mengen an Essen. In den letzten Jahren hat das Hungergefühl immer mehr abgenommen und so hat die Person ständig weniger gegessen, auch aufgrund von Motivationsproblemen sich Essen zu zubereiten. Mehrere Versuche zuzunehmen wurden schon gestartet, aber ohne professionelle Unterstützung. Diese verliefen negativ. Ein weiterer Grund, weshalb die ersten Versuche negativ verliefen ist, dass er im Alltag unter Stress steht. Gerade an den Tagen, an denen er viele Termine hat, bis 16 Uhr Schule, Hausaufgaben, Fußball, Fahrschule, und Fitnessstudio, ist das Ernährungsverhalten nicht zielführend. Das entspricht der Emotions- Entstehungstheorie nach Schachter & Singer, die besagt, dass der Mensch für eine Emotion, zum Beispiel, dass er sich unwohl fühlt, da er so dünn ist eine Ursache sucht (Schachter & Singer, 1962). Dies ist der Stress, den der Klient dafür verantwortlich macht. Es entsteht eine kognitive Dissonanz, da der Klient diese Entscheidung für eine falsche im Nachhinein hält. Somit entsteht ein unangenehmes Gefühl beim Klienten. Damit diese Dissonanz aus seinem Kopf verschwindet, versucht er das Gefühl zu ignorieren. Denn der Körper bestrebt immer einen Zustand, der angenehm ist und nicht dissonant. Das ist der Grund, warum der Klient in 14 Wochen 7kg Muskelmasse zunehmen möchte, um sich wohler zu fühlen und die Tage mit vielen Terminen besser zu strukturieren. Für die ersten sechs Wochen ist folglich das Ziel, die ersten 3kg Gewicht zuzunehmen.

Des Weiteren fürchtet er sich auch vor den Folgen des Untergewichts, falls er unter die 5% Körperfett kommt. Besonders Angst hat der Klient vor einem Zusammenbruch. Die anderen Folgen, wie zum Beispiel Verdauungsprobleme, Frieren oder Blähungen, machen ihm keine so großen Sorgen. Krämpfe in den Beinen hatte er in letzter Zeit beim Sport schon öfter, wodurch ihm klar wurde, dass es wichtig ist, aufzubauen.

Zur Einsicht der Veränderung des Klienten vor der Ernährungsberatung, wurden in einer Vierfeldertafel die Vor- und Nachteile lang- und kurzfristig festgehalten (siehe Anhang Abbildung 2). Dabei stellte der Klient fest, dass er drei positive und nur einen negativen Aspekt gefunden hat. Somit war der Klient noch fester überzeugt, sein Verhalten zu ändern.

2 Coaching-Prozess

2.1 GROW-Modell Theorie

Das GROW Modell wurde von Sir John Whitmore entwickelt. Dieses Modell wird zur Unterstützung zu Coachingprozessen genutzt, um mit einer Struktur diese durchzuführen. Die Buchstaben aus dem GROW Modell setzen sich aus den Anfangsbuchstaben der einzelnen Stufen zusammen. Dabei wird als ersten auf das Ziel eingegangen. Das „G" steht für „Goal Setting" und zielt auf die Teil- und Endziele des Klienten ab. Dabei ist es wichtig, dass die Fragen so spezifisch sind, dass das Ziel am Ende ein SMARTes Ziel ist. Die zweite Stufe „Reality Checking" befragt den Klienten alles zu seinem aktuellen Verhalten. Was hat er bisher alles getan für sein Verhalten, um sein Ziel zu erreichen und welche Auswirkungen das jeweils hatte. Somit lässt sich eine momentane Aufnahme des Verhaltens erzielen. "Options" ist die dritte Stufe, welche die Möglichkeiten, Strategien und Alternativen für den Klienten sucht, um Lösungen für sein Ziel zu finden. Dies ist wichtig, da ein Handlungsplan entworfen werden soll, um alle Möglichkeiten aufzulisten und auch die Hindernisse gegenüber zu stellen. Dabei ist es von besonderer Bedeutung, dass der Coach keine Vorgaben macht, sondern nur der Klient die Lösungsvorschläge gibt. Die letzte Stufe ist „Will" und zielt auf die Maßnahmen ab, welche der Klient wirklich umsetzen möchte. Dabei bezieht er sich auf die verschiedenen Lösungen aus der vorigen Stufe und wägt ab, welche er am besten umsetzen kann und wie er die Umstellung dann durchführt. Das heißt hier werden die Vereinbarungen mit dem Klienten klar formuliert und festgelegt. Sir John Whitmore hat mit diesem Modell durch die einzelnen Stufen eine Struktur gegeben, die sich aufeinander aufbaut. In der ersten Stufe werden die Ziele festgelegt, danach wird die aktuelle Situation ausführlich besprochen, damit in der nächsten Stufe die Lösungen, für die in der Stufe davor festgestellten Herausforderungen zu finden sind. Zum Schluss muss sich der Klient dann nur noch für eine Lösung entscheiden, die er dann umsetzen möchte. Auch die Fragen für die jeweilige Stufe nennt Whitmore genau. Allerdings ist es wichtig ein Vertrauensverhältnis zwischen Klient und Coach zu schaffen, um somit eine angenehme Atmosphäre zu erzielen, damit der Klient sich auch öffnet. Deshalb ist es möglich einzelne Fragen abzuwandeln. (Whitmore, 2009).

Oftmals gibt es weitere Stufen, die in der Praxis angewendet werden, um die Hindernisse, Herausforderungen, die Möglichkeiten und Chancen, sowie das weitere Vorgehen zu besprechen. Dies ist von Vorteil, da der Klient sich von vornerein in Klaren ist, dass Rückschläge geben wird. So kann man diese Situationen vorher durchsprechen und der Klient weiß, wie er sich in den Situationen verhalten kann, ohne aufgeben zu wollen (Whitmore, 2009)

Auch ist es mögliche die Reihenfolge zu ändern, wenn man nach der jeweiligen Stufe feststellt, dass mit der aktuellen Situation oder den Lösungsvorschlägen der Klient nicht an sein Ziel kommt. Dann ist es notwendig, zur ersten Stufe zurück zu gehen, um das Ziel zu überdenken, ob es wirklich noch SMART ist (Whitmore, 2009).

2.2 Stufe Goal

Im Erstgespräch wurde sehr ausführlich über diese Stufe gesprochen. Es stellte sich heraus, dass der Klient so schnell wie möglich sieben Kilogramm zunehmen möchte, um sich wieder wohler zu fühlen und nicht mehr der Kleinste und Dünnste zu sein, um nicht mehr aus der Gruppe herauszustechen, sondern so zu sein wie die anderen. Da die Person schon viel Sport betreibt, ist das einerseits eine gute Voraussetzung, um die sieben Kilogramm Muskelmasse aufzubauen, andererseits erhöht sich so der Energiebedarf am Tag. Wichtig ist, dass der Klient die Einsicht hat, dass sich etwas ändern muss. Nicht nur aufgrund der Faktoren, die sich äußern, sondern auch aufgrund seines geringen Körperfettanteils von 5,7% ist es aus gesundheitlichen Gründen wichtig, dass er etwas an seinem Essverhalten verändert (Pieter & Dornberg, 2017).

In der zweiten Sitzung nannte der Klient als Ziele, dass er sich nicht unter Druck setzen möchte, wenn er keinen Hunger hat. Lieber möchte er kleinere Portionen zu sich nehmen, denn wenn er diese schafft, hat er ein positiveres Gefühl, als wenn er den Teller nicht aufisst. Da der Klient zu dieser Sitzung bereits 1,4kg Gewicht zugenommen hat, nahm er sich vor, den Essensplan weiter zu verfolgen und Kleinigkeiten zu optimieren. Des Weiteren möchte er die Regelmäßigkeit der Mahlzeiten beibehalten, um das erste

Zwischenziel von 1kg Gewichtszunahme nächste Woche gehalten zu haben (Pieter & Dornberg, 2017).

Die Ziele der dritten Sitzung waren, die beiden Tage, an denen es nicht so gut funktionierte genügend Mahlzeiten zu sich zu nehmen, durch die langen Schulzeiten, zu optimieren. Aus diesem Grund möchte der Klient die Montage und Donnerstage besprechen, damit die wenige Zeit, die er zwischen den einzelnen Terminen hat, besser zum Essen nutzen kann. Weiterhin möchte er noch ein paar Kleinigkeiten besprechen, damit es ihm leichter fällt, bis zur nächsten Woche weiter Gewicht zuzunehmen (Pieter & Dornberg, 2017).

In der vierten Sitzung ist das oberste Ziel für den Klienten, dass er die letzten 400g bis zu nächster Woche an Gewicht zunimmt, damit er das zweite Zwischenziel von 2kg erreicht. Dazu braucht er Hilfe, wenn es um die kurzen Zeiten zwischen Schule und Fitnessstudio geht. Das Ziel ist es für den Klienten, dass er Lösungen mit dem Coach hierfür findet, damit er weiter an Gewicht zunehmen kann, um seinem Ziel näher zu kommen (Pieter & Dornberg, 2017).

Die fünfte Sitzung hatte ein anderes Ziel als die bisherigen Sitzungen. Der Klient hat durch neue Tabletten gegen Depressionen keinen Hunger mehr. Da er nicht in alte Muster zurückfallen möchte, es ihm aber schwer fällt größere Mengen zu essen, möchte er das Gewicht halten bis zur nächsten Woche und mit dem Coach eine Strategie entwickeln, um die Wirkungsphase der Tabletten zu überstehen, somit möchte er wieder Hunger bekommen (Pieter & Dornberg, 2017).

Aufgrund der neuen Tabletten und des fehlenden Hungers, stand für den Klienten in der sechsten Sitzung fest, dass er zur nächsten Woche möglichst wieder das Gewicht halten möchte, gegebenenfalls es sogar leicht zu erhöhen. Sein Wunsch ist eine dritte Mahlzeit zu sich nehmen oder an den anderen Mahlzeiten mehr zu essen. Voraussetzung dafür ist, dass der Klient wieder Hunger verspürt. (Pieter & Dornberg, 2017).

Auch in der siebten Sitzung, am Ende der sechs Wochen, verspürte der Klient noch keinen Hunger. Sein Ziel für die nächste Woche war, das alte Gewicht wieder zu erreichen und zwei große Mahlzeiten zu sich zu nehmen. Da er am kommenden Montag andere Tabletten bekommt, ist es realistisch, dass er dann wieder Hunger verspürt. Aus diesem Grund ist es das Ziel mindestens das Höchstgewicht aus der Ernährungsberatung zu erreichen. Beträgt das Gewicht über 55,3kg, wäre das ein Erfolg. Somit kann der Klient sein Endziel um zwei Wochen nach hinten verschieben und das Ziel der ersten sechs Wochen ebenfalls. Aus diesem Grund hat der Klient sein Ziel von zwei Kilogramm in den ersten drei Wochen fast erreicht. Nach den ersten fünf Wochen war der Klient sogar über dem Ziel. Somit ist es alles im Bereich des Möglichen, zur nächsten Woche bei 55,3kg mit zwei Wochen Verzögerung wieder zu starten (Pieter & Dornberg, 2017).

2.3 Stufe Reality

In der ersten Sitzung schaute man sich das Ernährungsprotokoll an, um das aktuelle Verhalten zu analysieren. Dieser Teil nahm die meiste Zeit des Erstgespräches in Anspruch. Es wurde ausgerechnet, wie viele Kalorien der Klient durchschnittlich zu sich nimmt und wie viele er verbrennt am Tag. Mit Hilfe der Säfte und Limonaden ergab sich ein ausgeglichener Kalorienbedarf. Da der Klient aber eher weniger Getränke zu sich nimmt, entstehen so auch öfter Kaloriendefizite. Des Weiteren isst er eher unregelmäßig. Die Küche bleibt meistens kalt, da die Motivation fehlt etwas zuzubereiten und auch oft wenig Zeit zwischen den vielen Terminen ist, um sich etwas zu kochen. Wenn er etwas Warmes isst, dann oft zum Abendessen, wie schnelle Gerichte, zum Beispiel Tiefkühlpizza, Pommes, Nuggets oder ähnliches. Bisher startete der Klient im letzten Jahr drei Versuch zuzunehmen, die leider alle wieder scheiterten. Diese führte er alleine durch, ohne Unterstützung. In den Ferien funktionierte das ganz gut, aber als die Schule anfing, verspürte er keinen Hunger mehr. Somit funktionierten alle drei Versuche langfristig nicht. Gehemmt wurde das Verhalten dadurch, dass durch die vielen, zum Teil auch sehr großen Malzeiten, bis zur Übelkeit gegessen wurde und so der Appetit verging. Für den Klienten bedeutet gesunde Ernährung, dass sie ausgewogen ist, viel Gemüse, aber auch die anderen Bereiche der Nährstoffe, wie zum Beispiel Vitamine, Fette oder Kohlenhydrate, abdeckt. Er ist sich im Klaren darüber, dass frisch zubereitetes Essen gesünder ist, als Fast Food. Somit ist zu erkennen, dass der Klient sich schon gewissermaßen mit dem Thema Ernährung auseinandergesetzt hat (Pieter & Dornberg, 2017).

Anhand des SORKC-Modells beschrieb man im ersten Schritt die Situationen, in denen das thematisierte Verhalten auftritt. Hierzu stellte man einen Wochenablauf auf, um zu sehen, wann diese Situationen auftreten und wie sie genau aussehen. Auch alle anderen Einflüsse auf den vier Ebenen, wie sozial, biologisch, externale und physiologische, bezog man mit ein (siehe Anhang Abbildung 4). Ziemlich schnell wurde deutlich, dass der

Klient in der Schule nichts aß. Da der Schultag von 7:20 Uhr bis 15:20 Uhr dauert und anschließend ein Fitnessstudiobesuch an drei Tagen in der Woche erfolgt folgt, isst der Klient zehn Stunden lang keine Mahlzeit. Die Erwartungen der Person sind, etwas in der Schule zu essen, um nach der Schule nicht sofort so große Mahlzeit essen zu müssen, da es drei Stunden später schon wieder Abendessen gibt. Meistens hat er dann wenig oder gar keinen Hunger. Oft isst er nach dem späten Schulschluss dann zuhause einen kleinen Joghurt, um wenigstens etwas zu essen. Für ihn fühlt es sich aber so an, als wenn er gar nichts isst. Der Joghurt sättigt ihn nicht, aber sein Fußballtraining beginnt dann und dort vergisst er den Hunger durch die Ablenkung wieder. Allerdings fehlt die Motivation etwas größeres zu Essen nach der Schule vorzubereiten oder herzustellen, da er bis jetzt noch keine körperlichen Mängel an sich bemerkt hat. Bei einer Ernährungsumstellung wäre er selbst glücklicher und glaubt, dass dies seine Umwelt überraschen könnte. Um dem Klienten zu verdeutlichen, was die Ernährungsumstellung bedeutet, wurde mit einer Vierfeldertafel nachgeholfen, die positiven und negativen Aspekte langfristig, sowie kurzfristig zu betrachten (siehe Anhang Abbildung 2). Hier war der Klient positiv gestimmt, dass die Durchführung einen Erfolg hat (Kanfer & Saslow, 1995).

In der zweiten Sitzung kam diese Stufe hauptsächlich zum Einsatz. Hier wurde ein Überblick über das aktuelle Verhalten geschaffen, was gut funktioniert und wo keine Hilfe benötigt wird. Gute funktioniert hat, dass der Klient regelmäßiger und auch mengenmäßig mehr gegessen hat und dies auch in der Schule umsetzen konnte. Der Vorteil ist sein neuer Stundenplan, da er so nur eine Kleinigkeit mit in die Schule nehmen muss und die Freistunden mittags nutzen kann, um zuhause Mittag zu essen. Dies hat sich auch in seinem Gewicht geäußert. So hat der Klient in der ersten Woche 1,4kg zugenommen, was einen weiteren Motivationsschub zur Folge hatte. Als noch etwas problematisch nannte der Klient, dass er manchmal kein Hunger zu den Zeiten hat, die er sich im Essensplan vornahm. So hat er einen Tag seine Pizza nur halb gegessen, obwohl eine ganze geplant war. Dafür hat es gut geklappt mehr kalorienreichere Lebensmittel zu sich zu nehmen. Außerdem ist es positiv, dass durch den regelmäßigen Rhythmus nach drei bis vier Stunden nichts essen ein Hungergefühl entsteht. Das erklärt sich der Klient dadurch, dass der Körper durch die Gewohnheit danach verlangt. Erleichtert hat das neue Verhalten, dass durch den Essensplan die Familie mehr mithelfen kann und der Klient durch diese Unterstützung sich nicht alleine um das Essen kümmern muss, sondern alle anderen ihn unterstützen (Pieter & Dornberg, 2017).

Auch die dritte Sitzung begann mit dieser Stufe und nahm die meiste Zeit ein. Es wurde ein aktueller Stand festgelegt und besprochen, wie das Verhalten momentan genau aussieht und was das Verhalten gehemmt oder gefördert hat. Es stellte sich heraus, dass weiterhin ein Hungergefühl besteht, wie auch in der Woche davor. In dieser Woche ist neu dazugekommen, dass es nicht nur Hunger auf kleinere Portionen ist, sondern mittlerweile auch auf größere Portionen gibt. Dies führte dazu, dass der Klient in dieser Woche das erste Mal zu wenig Essen mit zur Schule nahm. Das ist ein großer Erfolg, da der Klient vor der Ernährungsberatung in der Schule gar nichts aß. Erleichtert hat dieses Verhalten weiterhin die vielen Freistunden dienstags und freitags. Hier kann der Klient zuhause Mittag essen und bei Bedarf sich Nachschlag holen. Die Herausforderungen sind weiterhin die Zeiten, wenn er lange Schule hat: Allerdings ist nicht mehr das Problem überhaupt etwas zu essen, sondern eher die Mengen, dass dem Klienten die Portionen oft nicht ausreichen. Weiterhin hemmt das Verhalten weniger zu essen die stressigeren Tage montags und donnerstags. Die Problematik besteht hier, wenn der Klient direkt nach der Schule ins Fitnessstudio geht und dann nur eine halbe Stunde zuhause ist, bevor er zum Fußball geht. Dies ist donnerstags noch etwas problematischer, da hier abends gleich zwei Trainingseinheiten hintereinander fallen. Hier bekommt der Klient vor dem Fitnessstudio und dann im Training donnerstags Hunger (Pieter & Dornberg, 2017).

Der Klient erklärt sich das Verhalten so, dass der Körper sich an die regelmäßigen Mahlzeiten gewöhnt hat und so nach drei bis vier Stunden ohne Essen nach etwas zu Essen verlangt. Somit hat der Klient durch die Regelmäßigkeit einen ganz wichtigen Schritt für sein Ziel getan und so wieder ein bisschen Gewicht zugenommen in der Woche (Pieter & Dornberg, 2017).

Zur vierten Sitzung schaffet es der Klient weiterhin die drei großen und zwei kleinen Mahlzeiten einzuhalten. Dazu sind an zwei Tagen eine vierte Mahlzeit gekommen. Auch in der Schule hat er fast immer alles aufgegessen, obwohl er mehr an Menge mitgenommen hat. Dafür haben manchmal andere Mahlzeiten darunter gelitten. Abends hat der Klient es zwei Mal nicht geschafft den gesamten Teller leer zu essen. Das Gewicht ist über die Woche gleichgeblieben, was sich der Klient dadurch erklärt, dass er von den Mengen her die gleichen wie in der Woche davor zu sich genommen hat nur auf mehrere Mahlzeiten verteilt. Außerdem gab es einen Tag, den Sonntag, an dem der Klient sehr wenig gegessen hat. Diese Komponenten nennt er als Gründe für sein gehaltenes Gewicht. Neu mit im Ernährungsplan ist ein Eiweißshake, den der Klient nun gut in den

Alltag integriert hat. Diese nimmt er als zusätzliche Kalorien zu sich. (Pieter & Dornberg, 2017)

In der fünften Sitzung stellte der Klient das erste Mal dar, dass er neue Tabletten aufgrund seiner Depressionen hat. Diese wirken sich auf den Appetit aus. Somit hatte der Klient Anfang der Woche noch guten Hunger und hat auch viel gegessen. Sogar mehr als die vorige Woche. Auch gut funktioniert hat, dass er weiterhin mehr zu Essen in die Schule mithatte. Weiterhin hat der Klient sich darauf konzentriert, dass er vormittags in der Schule eine Süßigkeit zu dem Gemüse isst, um den Blutzuckerspiegel hoch zu halten (siehe Anhang Abbildung 1). Allerdings hat die Wirkung der Tabletten ab Mittwochabend eingesetzt, wodurch der Klient ab hier weniger aß. Er hat nun weniger Hunger und kann nicht mehr so große Portionen zu sich nehmen. Allerdings hat er trotzdem sein Teilziel erreicht und insgesamt 2,1kg zugenommen. Dies hat ihn positiv gestimmt, trotzdem weiter zu machen. Auch wenn es weniger und kleinere Mahlzeiten sind, nimmt er trotzdem den Eiweißshake zu sich. So hat der Klient wenigstens diese Kalorien zusätzlich, die er vor Beginn der Ernährungsberatung noch nicht zu sich genommen hat, um nicht in alte Verhaltensmuster zu fallen und abzunehmen (Pieter & Dornberg, 2017).

In der Woche vor der sechsten Sitzung hat der Klient es geschafft, die beiden Mahlzeiten morgens und abends zu sich zu nehmen und zusätzlich zwei Eiweißshake. Weiterhin war es ihm möglich, zwischen den Mahlzeiten Kleinigkeiten zu essen, um den Blutzuckerspiegel hoch zu halten. Vereinfacht wurde dieses Verhalten, da der Klient in dieser Woche Projektwoche in der Schule hatte und in dieser von Zuhause aus arbeiten durfte. So war es ihm möglich seine Mahlzeiten so zu planen, wie es ihm passt und er musste sich nicht an die Pausenzeiten in der Schule halten. So war es ihm auch möglich nicht so große Portionen zu essen, sondern eher die ganze Zeit während er die Arbeit geschrieben hat immer mal zwischendurch etwas zu sich zu nehmen. Allerdings hat der Klient in dieser Woche noch kein Hunger verspürt. Das hat das Vorhaben gehemmt. Allerdings hat er in dieser Woche alle Vorgaben umgesetzt, die in der letzten Sitzung besprochen wurden. Dadurch hat der Klient auch sein Ziel für diese Woche erreicht. Er hat sein Gewicht genau gehalten (Pieter & Dornberg, 2017).

Zum Abschluss der ersten sechs Wochen hat der Klient durch die Wirkung der Tabletten so wenig Appetit gehabt, dass er nur eine große Mahlzeit abends und zwei Shakes zu sich genommen hat. Durch die Ferien und dem damit verbundenen spätem aufstehen, fand das

Frühstück erst deutlich später statt, sodass er mittags keinen Hunger hatte. Allerdings hat es trotzdem geklappt alle vier Stunden eine Kleinigkeit zu sich zu nehmen. Leider ist diese nicht größer geworden, wie der Klient sich es vorige Woche vorgenommen hatte. Da er aber später aufsteht, fällt eine Zwischenmahlzeit aus, was ihm zur leichten Gewichtsreduktion führt (Pieter & Dornberg, 2017).

2.4 Stufe Options

Auch diese Stufe findet sich im Erstgespräch wieder. Es wurden verschiedene Möglichkeiten gesucht, um das Verhalten zu beeinflussen. Es gab die Möglichkeiten in der Mensa zu essen, etwas vorzukochen, immer etwas Kleines mitzunehmen und die Umwelt mit einzubeziehen. So kann mit Hilfe der Familie möglicherweise auch zusammengekocht oder durch einen Plan im Wechsel die Mahlzeiten vorbereitet. Diese wurden in einem Maßnahmenplan verglichen und mit Zeugnisnoten bewertet, um die beste Möglichkeit für den Klienten herauszufinden. Das Wichtigste ist dem Klienten, dass es nicht viel Geld kostet, schnell zuzubereiten geht und, da er sehr wählerisch ist, etwas gibt, was er auch essen mag. Erst wurden die Ideen mit Hilfe des Brainstormings gesucht und anschließend mit dem Rollenwechsel komplettiert. Dabei ist folgender Maßnahmenplan entstanden (Pieter & Dornberg, 2017).

Tabelle 2: Maßnahmenplan des Klienten (modifiziert nach Whitemore, 1997)

	Umsetz-barkeit	Nebenwir-kungen	Wirksamkeit	Kosten/Nut-zen	Durch-schnitt	Rang
Immer eine Kleinig-keit dabei haben	2	4	2	3	2,75	2
Mensaessen	6	6	3	2	4,25	5
Essen bestellen	5	1	2	4	3	3
für mittags etwas mitnehmen	3,5	6	1	3	3,38	4
zusammen kochen	5	4	1,5	3	3,38	4
Plan schreiben und Vorbereiten im Wechsel	2	2	2	2	2	1

In der zweiten Sitzung wurde lediglich eine Lösung gesucht, um dem fehlenden Hunger nachzugehen. Hier möchte der Klient sich bei weniger oder keinem Hunger nicht dazu zwingen etwas zu essen, was auf dem Essensplan steht, sondern stattdessen eine Kleinigkeit zu essen, um dafür das gute Gefühl mitzunehmen alles aufgegessen zu haben. So kann er eher positiv nach vorne schauen und ganz normal nach dem Plan weiter essen.

Da das in der ersten Woche nur einmal vorgekommen ist, ist das für das Endergebnis nicht von so bedeutender Rolle. Für diesen Fall hat der Klient sich überlegt Cornflakes, Joghurt oder Pudding zu essen (Pieter & Dornberg, 2017).

Auch in der dritten Sitzung war diese Stufe eine entscheidende. Es wurden verschiedene Möglichkeiten gesucht, um die beiden herausfordernden Tage zu gestalten. Er hat sich dafür entschieden mittags auf einen Eiweißshake umzusteigen vor dem Fitnessstudio. So braucht es nicht viel Zeit es zuzubereiten und er kann das auf dem Weg dorthin essen. So hat er Energie für das Training. Die zweite Zeit, die problematisch war, war die kurze Zeit zwischen Fitnessstudio und Training. Hier hat der Klient bei seinen Eltern Unterstützung gefunden, da diese dafür sorgen, dass er dann das Essen fertig vorfindet und die kurze Zeit dann zum Essen nutzen kann. Die dritte Herausforderung, dass er zur Schule zu wenig mitgenommen hatte, war schnell geklärt, da er jetzt mengenmäßig mehr mitnimmt (Pieter & Dornberg, 2017).

In der vierten Sitzung hat der Klient nach Lösungen gesucht, um in der nächsten Woche wieder zuzunehmen, da dann das Zwischenziel, die zwei Kilogramm, erreicht werden sollen. Da der Klient sagte, dass er von den Mengen her das Gleiche wie in der Woche davor aß, wurden Möglichkeiten gesucht, um die 400 Gramm Gewicht zuzunehmen und das Zwischenziel zu erreichen (Pieter & Dornberg, 2017).
Festgestellt wurde, dass der Klient vormittags nur Gemüse bis zum Mittagessen aß. Es entstand so eine lange Pause von 6,5 Stunden ohne Blutzuckeranstieg, da Gemüse den Blutzuckerspiegel kaum beeinflusst. Damit der Klient nicht in die Fettverbrennung kommt, sollte der Blutzuckerspiegel immer leicht erhöht sein, wie auch in der ersten Sitzung besprochen. Der Klient schlug vor zu dem Gemüse ein Stück Schokolade zu essen, um die Blutzuckerkurve wieder zu erhöhen. Weiterhin hat der Coach den Klienten unterstützt die Kalorienzahl zu erhöhen, durch den Eiweißshake, indem er etwas Öl und Sahne zufügt (Pieter & Dornberg, 2017).

In der fünften Sitzung hat der Klient Schwierigkeiten gehabt, für die aktuelle Situation Lösungen zu finden. Ohne Hunger mussten andere Vorrangehensweisen als vorher gefunden werden, um diese Phase der Wirkung der Tabletten zu überbrücken. Durch den Rollentausch, also die Frage, was er in diese Phase anderen Personen vorschlagen würde, ist der Klient zu der Lösung gekommen, trotzdem die Anzahl der Mahlzeiten zu lassen, um den Blutzuckerspiegel hoch zu halten, aber die Mahlzeiten kleiner ausfallen zu lassen.

Dadurch kann der Klient sich vorstellen, das Gewicht zu halten und die Phase bis zum Ende der Überbrückung so durchzustehen. Dadurch möchte er nicht in sein altes Muster zurückfallen und nur zwei Mahlzeiten am Tag essen, da er seine bisherigen Erfolge nicht ruinieren möchte (Pieter & Dornberg, 2017).

In der sechsten Sitzung hat der Klient nach Lösungen gesucht, um wieder das Gewicht mindestens zu halten, lieber aber etwas Gewicht zuzunehmen. Für ihn ist es nicht möglich in der momentanen Situation eine dritte Mahlzeit zu sich zu nehmen. Die Tablette wirkt noch zu stark. Dafür hat er vorgeschlagen als erster kleiner Schritt bei jeder Mahlzeit ein kleines Bisschen mehr zu essen. Dabei ist es egal wie viel mehr und was er mehr isst. Das Ziel ist erst einmal bei jeder Mahlzeit etwas mehr zu essen. Das ist für ihn am besten umsetzbar, da es keinen Mehraufwand ist und er keine dritte Mahlzeit zu sich nehmen muss. Da er weiter versucht zwei Shakes, zwei Mahlzeiten und zwischen durch eine Kleinigkeit zu essen, sind es mindestens fünf Mahlzeiten, an denen er etwas mehr isst (Pieter & Dornberg, 2017).

Der Klient hat sich zum Abschluss der sechs Wochen eine zweite große Mahlzeit als Ziel gesetzt. Da er Anfang nächster Woche wieder andere Tabletten bekommt, möchte er durch den zurückkommenden Hunger eine Mahlzeit mehr zu sich nehmen und auch die Zwischenmahlzeiten größer ausfallen lassen. Somit zielt der Klient auf die Zunahme von 300g bis zur nächsten Woche ab (Pieter & Dornberg, 2017).

2.5 Stufe What

In der ersten Sitzung war sich der Klient sicher, dass der Essensplan Sonntag erstellt werden soll und dann ab Montag umgesetzt wird (siehe Anhang 5 Tabelle 4). Als Hindernisse wurden der fehlende Hunger, die Motivation und das Zeitproblem genannt, da sich immer sehr viel kurzfristig ergibt in dem Tagesablauf. Die Familie sollte am Wochenende und zwei Freunde in der Schule am Montag informiert werden. Der Klient war sich sehr sicher, dass er den Versuch starten möchte, aber noch eher kritisch, ob das so funktioniert. Wichtig ist, dass der Klient zu einer internal stabilen Verhaltensweise übergeht. Das heißt, dass er eine Fähigkeit erlangt, um die Ernährung so durchzustehen, dass er seine Ziele erreicht (Pieter & Dornberg, 2017).

Tabelle 3: Aktionsplan des Klienten (modifiziert nach Whitemore, 1997)

Was?	Wer?	Wann?	Wie? /Vorbereitungen
Essensplan vorbereiten	Ich	Sonntag	ausdrucken und an Pinnwand hängen
Einkaufsliste schreiben	Ich	Sonntag	Zettel an Mama geben
Einkaufen	Mama	Mittwochs	nach Plan
Essen für Montag vorbereiten	Ich	Sonntag	anhand des Essensplanes
Essen für Dienstag vorbereiten	Papa	Montag	anhand des Essensplanes
Essen für Mittwoch vorbereiten	Schwester	Dienstag	anhand des Essensplanes
Essen für Donnerstag vorbereiten	Mama	Mittwoch	anhand des Essensplanes
Essen für Freitag vorbereiten	Mama	Donnerstag	anhand des Essensplanes

Der Klient hat sich in der zweiten Sitzung für die nächste Woche vorgenommen diesen Plan zu optimieren, da er im Gesamten schon gut klappt und auch zum Erfolg führte, aber an kleinen Stellen noch nicht zu 100%. Diese Kleinigkeiten sollen optimiert werden. Hierzu zählt die bessere Absprache mit der Familie, wann der Klient zuhause ist, damit der Plan noch besser umgesetzt werden kann. Weiterhin hat der Klient sich vorgenommen die Mengen auch zu essen, die auf dem Plan stehen, da dies bis jetzt noch nicht immer funktionierte. Ebenfalls soll die Regelmäßigkeit der Mahlzeiten beibehalten werden, denn die Mehrzahl dieser ist das Erfolgsversprechende der letzten Woche (Pieter & Dornberg, 2017).

In der dritten Sitzung hat der Klient sich vorgenommen noch mehr Absprache mit der Familie zu treffen, um die Mengen besser einzuschätzen, wie viel er mit zur Schule nehmen muss und wann er die Mahlzeit zu sich nehmen möchte. Es hat sich in der letzten Woche herausgestellt, dass der Klient dienstags, donnerstags und freitags oft eine vierte große Mahlzeit zu sich nimmt, zusätzlich zu den zwei kleineren. Diese möchte der Klient in den nächsten Essensplan mit aufnehmen. Nach den Erfolgen aus den letzten beiden Wochen ist der Klient sehr positiv gestimmt, dass er es umsetzen wird (Pieter & Dornberg, 2017).

In der vierten Sitzung hat sich der Klient vorgenommen zur Schule eine Süßigkeit mitzunehmen. Diese schreibt er mit auf den Ernährungsplan, damit derjenige, der die Brotdose packt, auch das Süße mit einpacken kann. Zudem fügt er bei dem Shake in den Plan zur Hälfte Sahne und ein Schuss Öl mit zu. Da er den Shake seine Mutter zubereiten lässt, informiert er sie. Weiterhin schreibt er beide zusätzlichen Nahrungsmittel mit auf die Einkaufsliste (Pieter & Dornberg, 2017).

In der fünften Sitzung legte der Klient fest, morgens und abends eine feste Mahlzeit in seinen Ernährungsplan zu schreiben, da das die Zeiten sind, wo er am ehesten Hunger hat und eine größere Mahlzeit zu sich nehmen kann. Mittags und auch am Nachmittag schreibt er fest einen Eiweißschake in seinen Plan, da er meint, dass er dieses eher zu sich nimmt, als eine feste Mahlzeit. Somit deckt der Klient schon vier seiner Mahlzeiten ab. Zusätzlich hat er sich vorgenommen, vormittags und auch zu den Shakes eine Kleinigkeit zu Essen, damit der Blutzuckerspiegel nicht absinkt. Dabei ist es egal wie viel, Hauptsache, er behält seinen Mahlzeitenrhythmus bei, damit er nach der Wirkung der Tabletten nicht von vorne anfangen muss. Diese Vorsätze schreibt der Klient wieder in einen Ernährungsplan, damit seine Familie ihn dabei unterstützen kann. Damit der Klient auch wirklich alle vier Stunden eine Kleinigkeit zu sich nimmt, stellt er sich dafür jedes Mal einen Wecker. So ersetzt er das Hungerzeichen des Körpers durch den Wecker, um wirklich alle Mahlzeiten einzuhalten. Aufgrund der bisherigen Erfolge ist der Klient sich sicher, dass er die Ernährung weiter so durchziehen möchte, da es ihn motiviert so sein Gewicht zu halten, um nach den Tabletten von dem Standpunkt weiter zu machen (Pieter & Dornberg, 2017).

Der Klient hat sich in der sechsten Sitzung vorgenommen, dass er zu jeder Mahlzeit etwas mehr isst. Vor allem zu den Mahlzeiten morgens und abends, sowie zu den Zwischenmahlzeiten. Somit ist der Klient sich sicher, dass er sein Ziel für die nächste Woche am ehesten schaffen kann. Wissen muss es aufgrund der Ferien erst einmal nur die Familie, damit sie ihn daran erinnern können und ihn aufmuntern, wenn ihm mal nicht danach ist, mehr zu essen. Der Klient meint, dass er bei dieser Lösung die wenigstens Hindernisse hat, da er sich nicht zu einer dritten Mahlzeit durchringen muss, sondern seinen normalen Rhythmus beibehalten kann, der letzte Woche zum Erfolg geführt hat und ihm somit mehr Durchhaltevermögen und Mut zum Weitermachen gibt. Somit ist er sich sicher, dass er diese Variante durchhalten und umsetzen wird (Pieter & Dornberg, 2017).

Zum Ende der ersten sechs Wochen hat sich der Klient als Ziel gesetzt eine zweite große Mahlzeit zu sich zu nehmen und die Zwischenmahlzeiten wieder größer werden zu lassen. Dies wird er in den Ernährungsplan mit aufnehmen und seine Eltern darüber informieren, damit sie ihm helfen können. Dieses Ziel setzt er sich ab Dienstag, da erst Montag der

Tablettenwechsel stattfindet. Möglicherweise wird das Vorhaben dadurch gehemmt, dass die Wirkung der Tabletten nicht gleich nachlässt und die neue nicht gleich wirkt. So kann es sein, dass der Klient erst Mittwoch oder Donnerstag ein Hungergefühl versprüht. Da der Klient aber vor den Tabletten so gute Ergebnisse erzielt hat, ist er sich sicher, alles dafür zu tun, dass es wieder erfolgreicher wird und das Gewicht steigt (Pieter & Dornberg, 2017).

2.6 Stufe Gap

Die zweite Sitzung ging erstmals auf diese Stufe ein. Da die Ergebnisse sehr positiv waren, wurde hier eine lange Zeit drüber gesprochen, um diese positiven Gedanken und Gefühle mit in die weitere Ernährungsberatung und -umsetzung mit einfließen zu lassen. In dieser konnte festgestellt werden, dass ein Teil des Zieles erreicht wurde, denn der Klient hat 1,4kg Gewicht zugenommen. Das erklärt er sich, da er regelmäßiger und auch mengenmäßig mehr gegessen hat. Auch in der Schule hat der Klient was gegessen. Auch positiv zur Zielerreichung ist, dass er seit langer Zeit mal wieder Hunger verspürt. Auch der eine Ausrutscher, als der Klient nicht die ganze Pizza gegessen hat, konnte er sich durch die im vorigen Gespräch durchgeführte Aufklärung erklären und es sich so als Ausrutscher und nicht als Rückfall einstufen, da das nur einmal in der Woche vorgekommen ist. Da das Gewicht immer ein bisschen schwanken kann, kann man sagen, dass die Richtung die Richtige ist und das Ziel Stand jetzt nicht zu hoch gesetzt ist (Pieter & Dornberg, 2017).

Auch in der dritten Sitzung war diese Stufe die von der Zeit her am längsten besprochene. Dier Klient hat mittlerweile 1,6kg Gewicht zugenommen. Das Zwischenziel für diese Sitzung war ein Kilogramm. Damit hat der Klient das Ziel als realistisch bewertet und das Teilziel sogar übertroffen. Das erklärt sich der Klient damit, dass er die Regelmäßigkeit beibehalten hat und zusätzlich eine vierte große Mahlzeit an drei Tagen der Woche zu sich genommen hat. Des Weiteren sind die einzelnen Mahlzeiten größer geworden. Der Klient hat dem Körper durch die anfangs eher kleineren, dafür zahlenmäßig mehr Mahlzeiten ein Hungergefühl gegeben. Dieses kann er nun gut nutzen, um den Plan einzuhalten. Somit geht der Klient mit einem sehr positiven Gefühl in die dritte Woche (Pieter & Dornberg, 2017).

In der Woche vor der vierten Sitzung ist der Klient seinem Ziel nicht nähergekommen, aber es fehlen nur noch 400 Gramm zum Zwischenziel in einer Woche. Aus diesem Grund ist das Ziel weiterhin realistisch. Dass das Gewicht nur gehalten wurde, erklärt sich der Klient durch den Sonntag, an dem er sehr wenig gegessen hat und die gleichen Mengen an Essen. Aus diesem Grund wurden die Kenntnisse des Klienten noch einmal aufgefrischt, um so den Blutzuckerverlauf zu verstehen. Somit hat er den Hintergrund der Süßigkeiten verstanden (Pieter & Dornberg, 2017).

In der fünften Sitzung gab es einen weiteren Erfolg. Das zweite Teilziel wurde erreicht. Der Klient hat in den ersten vier Wochen 2,1kg Gewicht zugenommen. Somit hat er das Zwischenziel von 2kg um 100g übertroffen und in der letzten Woche 500g zugenommen. Er erklärt es sich dadurch, dass er Anfang der Woche mehr gegessen hat als die davor. Da der fehlende Appetit erst seit vorgestern Abend da ist, überwiegen die Tage, an denen der Klient mehr gegessen hat. Somit ist es möglich trotzdem sein Gewicht von letzter Woche gesteigert zu haben (Pieter & Dornberg, 2017).
Weiterhin ist es dem Klienten durch sein Wissen möglich, mit dieser Situation durch den fehlenden Hunger, umzugehen. Er ist sich im Klaren, dass er die Anzahl der Mahlzeiten beibehalten muss. Dadurch ist es für ihn weder ein Ausrutscher noch ein Rückfall, wenn das Gewicht nächste Woche stagniert, da das Essverhalten sich durch die Wirkung der Tabletten und nicht durch ihn selbst verändert hat. Er geht gegen an und versucht trotzdem das Gewicht zu halten. Deshalb wäre das ein Erfolg für ihn (Pieter & Dornberg, 2017).

Der Klient hat nach der sechsten Sitzung mittlerweile 2,1kg zugenommen. Aufgrund der nicht eingeplanten Wirkung der Tabletten, hat der Klient in der letzten Sitzung das Teilziel etwas abgeändert und somit das Endziel um ein paar Wochen nach hinten verschoben. Das Teilziel von letzter Woche hat der Klient geschafft, da er das Gewicht gehalten hat. Somit ist das Teilziel nicht zu hoch gesteckt gewesen, aber das Endziel nicht mehr realistisch zu erreichen in der Zeit, die sich der Klient vorgenommen hat. Aber durch das leicht veränderte Ziel ist nun wieder alles realistisch zu erreichen. Der Klient hatte genug Kenntnisse, da er sich in der letzten Woche immer wieder dazu ermuntert hat, wenn er mal nichts essen wollte, eine Kleinigkeit zu essen, um den Blutzuckerspiegel hoch zu halten. Diese haben ihm geholfen das Verhalten weiter durchzuhalten (Pieter & Dornberg, 2017).

Der Klient hat nach den ersten sechs Wochen sein neu gestecktes Ziel erreicht. Das Endziel, welches er sich zum Anfang der Ernährungsberatung gesetzt hatte, ist nicht mehr realistisch, beziehungsweise mit zu viel Druck verbunden. Aus diesem Grund hat der Klient sich dafür entschieden, dass Ziel um zwei Wochen nach hinten zu verschieben, um die beiden Wochen, in denen es durch die Tabletten nicht gut funktioniert hat, aus dem zeitlichen Vorhaben rauszunehmen. Da der Klient weiterhin alle vier Stunden eine Kleinigkeit zu sich genommen hat und auch sonst mit dem Rückschlag am Ende gut umgegangen ist und guten Mutes ist, dass es nach dem Tablettenwechsel so positiv weitergeht, ist er gut aufgeklärt über alles (Pieter & Dornberg, 2017).

2.7 Maßnahmenplan zum Verhaltenstraining

Als Bausteine des Verhaltenstrainings wurden Essens- und Einkaufslisten angefertigt und diese mit zur Sitzung mitgebracht. Sie fertige man an, damit es in den kurzen Zeiten zwischen Schule und Sport oder mittags in den Freistunden nicht so lange dauert zu überlegen, was man isst, sondern dieses schnell zubereitet werden konnte. So war es der Familie möglich gut mitzuhelfen und beim Einkaufen zu unterstützen. Weiterhin gab es eine umfassende Aufklärung, dass Rückfälle mit zum Prozess gehören, was in dem Körper passiert, und was das neue Verhalten bewirkt, zum Beispiel mit dem Blutzuckerspiegel, sowie dass man 7000kcal mehr essen muss, um ein Kilogramm Körpergewicht zuzunehmen. Das ist wichtig, da der Klient bisher nur wusste, dass er mehr essen muss, aber nicht den Zusammenhang im Körper verstanden hatte. Das ist hilfreich, um zu verstehen, warum Gewichtsschwankungen auf der Waage zu sehen sind, oder es kleine Rückfälle gibt. Damit das kein Grund zum Aufgeben ist, ist Aufklärung ein ganz wichtiger Teil des Verhaltenstrainings. Als letztes wurden Belohnungen für die Erfolge, die freitags entstehen besprochen. So hat der Klient sich jeden Freitag in der Sitzung für den Erfolg eine Maßnahme überlegt, um sich zu belohnen (Pieter & Dornberg, 2017).

2.8 Maßnahmenplan zur Rückfallprophylaxe

In der Rückfallprophylaxe wurde das soziale Umfeld mit einbezogen, um den Klienten zu unterstützen, auch wenn der Hunger nicht da ist, dass er trotzdem wie vorgenommen zu den fünf Malzeiten eine Kleinigkeit isst. So ist auch eine Unterstützung da, um den Essensplan einzuhalten, wenn der Klient es nicht schafft selber etwas zuzubereiten. Außerdem ist es von Vorteil, wenn gemeinsame spontane Unternehmungen getroffen werden, dass alle mit darauf achten, dass er trotzdem etwas isst. So kann vor allem die Familie unterstützen, um zuhause etwas vorzubereiten oder mit darauf zu achten, dass immer etwas zu essen da ist, was schnell zuzubereiten ist. In der Schule sollten es zwei Freunde wissen, da zu diesen beiden das beste Verhältnis ist und die meiste Zeit in der Schule abgedeckt ist mit Unterstützung. Diese können helfen, ihn daran zu erinnern etwas zu essen oder ihm generell Mut zusprechen, falls es mal nicht so gut funktioniert. Weiterhin wurden Problemlösestrategien erarbeitet, wie gesichert werden kann, dass die Malzeiten eingehalten werden können, trotz der kurzen Zeit zwischendurch. Dieses wurde durch den Essensplan gelöst. Auch das Motivationsproblem konnte durch das Einziehen der Familie und der beiden Freunde gelöst werden. Ebenfalls unterstützten diese auch das fehlende Hungergefühl, indem sie ihm an sein Ziel erinnern und ihn so aufmuntern wenigstens eine Kleinigkeit zu sich zu nehmen. Als dritte Maßnahme wurden Folgetreffen für jeden Freitag vereinbart, da so auch sichergestellt werden konnte, dass alles funktioniert. Wenn es mal nicht so gut funktioniert hat, konnte in der Sitzung über die nächste Woche gesprochen werden und diese Maßnahmen in den neuen Essenplan mit einbezogen werden. Ein weiterer Vorteil ist, dass der Klient so nicht auf sich allein gelassen ist, sondern jede Woche über Herausforderungen oder Fragen gesprochen werden kann, aber auch die guten Dinge gelobt und belohnt werden können.

3   Darstellung einer Coaching-Sitzung

Das Wichtigste der Coachinghaltung ist die Hilfe zur Selbsthilfe. Dabei ist es von besonderer Bedeutung, dass der Coach lediglich Unterstützung für den Klienten gibt, damit dieser eigene Vorschlage und Ideen entwickeln kann. Das diese Ideen sinnvoll sind und komplett durchdacht sind, ist die Aufgabe des Coaches. Dies ist wichtig, da der Klient eher die Ideen von sich umsetzt, als die, die ihm vorgeschlagen werden. Es ist wichtig, die Ideen, die der Klient vorschlägt, auszuprobieren, damit man ihm zeigt, dass man ihn wertschätzt und ernst nimmt. Das hilft dem Coach einen Rapport herzustellen. Der intensive und vertrauensvolle Kontakt zu einander ist wichtig, da der Klient sich ansonsten nicht dem Coach anvertrauen und ihm nicht seine wahren Beweggründe erzählen würde. Dies bezieht sich ebenso auf die ganzen Gespräche, die im Laufe der Ernährungsberatung in den einzelnen Coaching-Sitzungen. Denn hier ist es wichtig, dass Klient und Coach ehrlich alles besprechen können, damit der Klient auch zu seinem Ziel kommt. Dies sind einige der Besonderheiten, um die Handlungskompetenzen des Klienten festzustellen und zu fördern.

Die Techniken beruhen sich dabei auf aktives Zuhören, günstige Fragen stellen und das Empathisch Spiegeln.

Das Aktive Zuhören ist ein wichtiger Bestandteil, um dem Klienten zu zeigen, dass man ihn wahrnimmt und sich auf ihn konzentriert. Das kann verbal oder durch Mimik passieren. Somit ist es entscheidend, nicht nur zu zuhören, sondern aktiv bedeutet, dem Klienten durch Rückmeldungen zu zeigen, dass man ihm folgt. Entscheidend ist es dabei, den Klienten ausreden zu lassen, mit Mimik und Gestik Rückmeldungen zu geben, Blickkontakt zu halten, aber auch wichtige Dinge zusammen zu fassen oder nachzufragen, wenn man etwas nicht verstanden hat.

Besonders wichtig ist es in der Ernährungsberatung, dass der Coach viele Informationen über den Klienten hat, um ihn richtig zu unterstützen. Hierzu ist es entscheidend, die richtigen Fragen zu stellen. So kann der Coach den Klienten dazu ermuntern seine Bedürfnisse und Ziele offen auszusprechen. Zu den günstigen Fragen zählen, wenn man auf ein konkretes Verhalten eingeht oder wenn sie kurz und prägnant formuliert sind. Dies verhindert eine gestörte Beziehung zwischen Klient und Coach.

Beim Empathischen Spiegeln ist es wichtig, dass der Coach sich in die Gefühle und Situationen des Klienten hineinversetzt. Nur so kann der Coach die Ziele und Beweggründe nachvollziehen. Die Emotionen helfen dabei zu verstehen, was genau hinter dem Ziel steckt und was die Herausforderungen des Klienten sind. Denn so kann der Coach durch einfühlsames Nachfragen die Wünsche und Emotionen vom Klienten in Worte fassen lassen, damit dieser sich intensiver mit sich auseinandersetzen muss und seine Gefühle und Emotionen klarer werden lässt. Das kann nonverbal, mit Fragen oder durch das Spiegeln des Verhaltens geschehen.

In der dritten Sitzung sollten die zwei Tage besprochen werden, an dem es dem Klienten noch schwerfiel, den neuen Plan einzuhalten. Diese Tage waren montags und donnerstags. Das Ziel war es, dass der Klient eine Lösung für diese beiden Tage mitnimmt.

Der Ablauf dieser Sitzung war folgendermaßen. Zuerst gab es eine Rückschau der vergangenen Woche. Hierbei sollte positives und negatives erzählt werden, um danach dieses mit dem Ziel aus dem Eingangsgespräch zu vergleichen. Dazu stellt sich der Klient auf die Waage, um das Gewicht zu vergleichen und zu schauen, ob das erste Zwischenziel erreicht wurde. Anschließend war das Ziel, die Herausforderungen mit Hilfe der Stufe Options mit Lösungsvorschlägen zu beseitigen, um sie anschließend in den Aktionsplan zu schreiben.

Zu Beginn der Sitzung wurde besprochen, was in der letzten Woche gut gelaufen ist und wo noch etwas Unterstützung gefragt ist. Dabei stellte sich heraus, dass der Klient immer öfter ein Hungergefühl verspürt. Dabei verzehrt er eher größere Mengen als vor Beginn der Ernährungsberatung. Dabei stellte sich heraus, dass es besser funktioniert, wenn der Klient mehr Zeit zuhause ist. Die Tage Montag und Donnerstag waren die, die dem Klienten Schwierigkeiten brachten. Negativ stellte sich heraus, dass der Klient in der Schule zu wenig Essen mithatte. Dieses Problem hatte sich schnell gelöst, da der Klient jetzt mehr Essen mitnimmt. Anschließend stellte sich der Klient auf die Waage. Dabei stellte sich heraus, dass er sein Ziel übertroffen hat. Statt dem Ziel ein Kilogramm zuzunehmen, waren es 1,6kg. Somit kann man sagen, dass der aufgestellte Plan funktioniert und nur noch an kleinen Problemen gearbeitet werden muss. Um die beiden herausfordernden Tage zu besprechen und eine Lösung zu finden, besprach man den Tagesablauf ganz genau. So stellte sich heraus, dass der Klient eine Lösung braucht, wenn er von der Schule direkt zum Fitnessstudio fährt und nach dem Sport, wenn er nur eine halbe Stunde Zeit hat, bevor er zum Training fährt. Mit Hilfe des Brainstormings wurden Lösungsvorschläge gesucht. Dabei schlug der Klient vor, vor dem Fitnessstudio auf einen Eiweißshake umzusteigen, da er diesen auf dem Weg dorthin zu sich nehmen kann. Das geht schnell und ist kein großer Aufwand für ihn. Weiterhin ist es gut, um Proteine für den Muskelaufbau zu nutzen. Schwieriger gestaltete sich die halbe Stunde vor dem Fußballtraining. Hierfür hat der Klient sich für die Unterstützung seiner Familie entschieden. Er möchte zu dieser Zeit eine vierte größere Mahlzeit in seinen Alltag einführen. Der Klient hat in seine Essensplan eine weitere Mahlzeit reingeschrieben und in den Aktionsplan für beide Tage jemanden notiert, der eine Mahlzeit vorbereitet hat, damit er die halbe Stunde zum Essen nutzen kann. Anschließend wurden die Ziele für die nächste Woche besprochen und der Klient hat sich für das übertroffene Ziel eine Belohnung zugesprochen.

Das Ergebnis dieser Sitzung ist, dass der Klient eine Mahlzeit mehr an zwei Tagen in der Woche eingeführt hat und seine Familie dazu mit eingebunden hat. Weiterhin nimmt er sich für mittags mehr Essen mit zur Schule und nimmt am frühen Nachmittag auf dem Weg zum Fitnessstudio einen Eiweißshake zu sich. Dieses Ergebnis zeigt, dass der Klient bisher deutlich größere Mengen und mehr Portionen zu sich nimmt.

Im Folgenden wurde die dritte Sitzung auf die wichtigen Textpassagen gekürzt, um die eingesetzten Techniken und Besonderheiten der Coachinghaltung hervorzuheben. Aus diesem Grund fehlen einige Informationen, die für die Beantwortung der Aufgabe nicht von Bedeutung sind.

Coach: „In der letzten Woche haben Sie an zwei Tagen in der Woche aus der zweiten Zwischenmahlzeit eine etwas größere gemacht. Das entnehme ich aus Ihrem Ernährungsprotokoll. Stimmt das?" (Hier findet man aktives Zuhören auf verbale Weise wieder. So zeigt der Coach Interesse für den Klienten. Er gibt wieder, dass er sich mit ihm befasst hat und ihn ernst nimmt. Das ist wichtig für eine gute Zusammenarbeit der beiden (Pieter & Dornberg, 2017).)

Klient: „Ja genau. Ich habe gemerkt, dass ich nicht mit einer Zwischenmahlzeit am Nachmittag auskomme. Dann bekomme ich zu schnell wieder Hunger und das ist nicht so gut, wenn ich dann zum Training gehe."

Coach: „Wie sieht ihr genaues Verhalten aus, wenn Sie nach dem Fitnessstudio nach Hause kommen?" (Durch günstige Fragen wird versucht Inhalte zu konkretisieren, um den Klienten mit seinem Vorhaben besser zu verstehen und besser auf ihn einzugehen. (Pieter & Dornberg, 2017))

Klient: „Am Anfang habe ich immer nur einen Joghurt gegessen, damit ich überhaupt eine kleine Mahlzeit zu mir nehme. Ich hatte das Problem, dass ich dachte in der halben Stunde kann ich nicht so etwas großes essen. Aber nun habe ich gemerkt, dass mir das nicht mehr reicht. Aber ich schaffe es nicht in der halben Stunde eine Mahlzeit zuzubereiten und zu essen. So esse ich momentan einen Joghurt mehr, aber das reicht mir auch noch nicht."

Coach: „Das bedeutet, dass Ihre Herausforderung ist, die kurze Zeit optimal zu nutzen, damit Sie in der halben Stunde auch eine große Mahlzeit anstatt eines Joghurt zu essen, damit sie länger satt sind?" (Durch die Wiederholung wichtiger Textpassagen versucht der Klient wichtige Ergebnisse zusammenzufassen und dem Klienten deutlich zu zeigen, dass er aktiv zuhört (Pieter & Dornberg, 2017).)

Klient: „Ja genau. Ich habe wirklich nur die halbe Stunde zuhause und muss mich auch noch umziehen und meine Sportsachen packen."

Coach: „Welche Ideen haben Sie, um die Zeit nach dem Fitnessstudio optimal zu nutzen?" (Diese Frage zeigt die wichtige Hilfe zur Selbsthilfe, damit der Klient seine Lösungen selbst finden kann und diese dann auch eher umsetzt. So ist die Chance für das Durchhalten sehr viel höher (Pieter & Dornberg, 2017).)

Klient: „Ja das ist das Problem. Ich schaffe es nicht allein. Dazu ist zu wenig Zeit."

Coach: „Das kann ich nachvollziehen. Welche Möglichkeiten gibt es denn, damit Sie diese Situationen gut bewältigen können? Haben Sie Ideen?" (An dieser Stelle zeigt der Coach Empathie, um dem Klienten zu zeigen, dass er sich gut aufgehoben fühlen kann hilft ihm durch gezielte Fragen zu seinem Ziel zu kommen und Lösungen zu finden für seine Herausforderungen. Er gibt dem Klienten die Möglichkeit selbst aktiv zu werden, um seine eigenen Ideen später umzusetzen (Pieter & Dornberg, 2017).)

Klient: „Ja wir hatten das Thema mit der fehlenden Zeit ja schon zu Beginn der Sitzungen. Da habe ich meine Familie mit einbezogen. Vielleicht kann ich das dieses Mal auch wieder so machen. Wenn ich meine vierte Mahlzeit mit in den Ernährungsplan aufnehme und wir in der Familie schauen, wer zuhause ist bevor ich komme und mir helfen kann und etwas vorbereitet."

Coach: „Ja das klingt doch nach einer guten Idee. Wer muss dann davon Bescheid wissen?" (Der Coach unterstützt die Idee des Klienten und zeigt ihm, dass er ihn ernst nimmt. Außerdem versucht er mit dem Klienten die Hindernisse aus dem Weg zu räumen, damit er immer Unterstützung durch Freunde oder Familie bekommt. So verfällt der Klient nicht so schnell in Rückschlage, denn er bekommt immer Unterstützung, um sein Ziel weiter zu verfolgen (Pieter & Dornberg, 2017).)

Klient: „Meine Mutter, mein Vater und meine Schwester. Einer von denen ist nachmittags immer Zuhause und kann mir da helfen."

Coach: „Ich sehe ein richtiges Leuchten in Ihren Augen und Ihre Stimme klingt sehr positiv. Sehe ich das richtig?" (Durch das Spiegeln der nonverbalen Botschaften, versucht der Coach mehr die Gefühlswelt des Klienten zu verstehen, um das Verhalten und seine Ziele besser nachzuvollziehen (Pieter & Dornberg, 2017).)

Klient: „Ja da haben Sie recht. Es fällt mir mittlerweile nicht mehr schwer mich an die regelmäßigen Essenszeiten zu halten. Eher verspüre ich wieder Hunger, wenn ich ein bisschen länger warte. Das hatte ich zuletzt vor zwei Jahren, dass ich so regelmäßig Hungergefühle hatte. Außerdem merke ich, wie die Mahlzeiten langsam immer größer werden und ich nicht wie früher essen muss bis mir Übel wird, um meine Erfolge zu erreichen. Das macht wirklich Mut für die nächsten Wochen und Monate."

Coach: „Das bedeutet Sie haben bisher sehr gut Ihre regelmäßigen Mahlzeiten eingehalten?" (Durch das Hervorheben des Positiven, gibt er dem Klienten Sicherheit und zeigt ihm, was er bisher alles geschafft hat. Dies ist wichtig, damit eine Atmosphäre entsteht, in der sich der Klient wohl fühlt und dem Coach gegenüber öffnet (Pieter & Dornberg, 2017).)

Klient: „Ja das funktioniert wirklich gut mittlerweile. Es gibt auch mal eine Mahlzeit, wo ich dann nicht ganz so viel esse wie geplant, aber trotzdem esse ich dann eine

Kleinigkeit. Ich glaube das ist auch das wichtigste, damit ich meinem Körper trotzdem signalisiere, dass ich regelmäßig esse. So gewöhnt sich der Körper daran."

Coach: „Das klingt doch super. Darauf können Sie doch super aufbauen für die nächsten Wochen. Was ist Ihr konkretes Ziel für die nächste Woche?" (Der Coach bringt den Klienten dazu, seine Gefühle auszusprechen und seine Ziele zu konkretisieren. So wird er sich eher daranhalten und alles daransetzen, sein Ziel zu erreichen. Durch du kurzen Abstände der Sitzungen, kann der Klient gut überblicken, was er in der nächsten Woche schaffen kann. So ist der Erfolg größer (Pieter & Dornberg, 2017).)

Klient: „Ich möchte zusehen, dass ich meine regelmäßigen Mahlzeiten weiter zu mir nehme. Weiterhin möchte ich die vierte große Mahlzeit in meinen Essensplan fest integrieren umsetzen. Dazu plane ich am Wochenende mit meiner Familie, wer mich wann unterstützen kann, damit ich die halbe Stunde besser ausnutzen kann."

Coach: „Dann fassen wir noch einmal die wichtigsten Punkte zusammen. Gut funktioniert hat das Einhalten der regelmäßigen Mahlzeiten und, dass Ihre Portionen auch immer ein bisschen größer werden. Sie haben so Ihr Ziel aus der ersten Sitzung um 600 Gramm übertroffen und haben so 1,6kg zugenommen. Die einzigen beiden Tage, an denen es Herausforderungen gibt sind montags und donnerstags. Sie möchten an diesen Tagen nach dem Fitnessstudio mit Hilfe Ihrer Eltern und Schwester eine vierte große Mahlzeit einnehmen und ihre Mahlzeiten weiter so einhalten. Stimmt das so?" (Durch das Zusammenfassen der wichtigsten Punkte, zeigt der Coach noch einmal, dass er zugehört hat und alles richtig verstanden hat. Weiterhin ist es für den Klienten von Vorteil, da dieser nun alles noch einmal vor Augen hat, was gerade besprochen wurde. So geht er gestärkt und positiv aus der Sitzung heraus (Pieter & Dornberg, 2017).)

Klient: „Ja genau. Das wäre super, wenn das weiter so gut funktioniert alles. Aber ich bin sehr optimistisch, dass ich das so einhalte"

4 Ergebnisbewertung und Schlussfolgerungen

Mit dem Ergebnis ist der Klient sehr zufrieden. Er hat die Teilziele erreicht und ist gut vorwärtsgekommen. Jede Woche veränderte man eine Kleinigkeit, wodurch sich das Ergebnis verbesserte. Auch die schwere Zeit nach den ersten beiden Wochen, nach denen er in seinen eigenen Versuchen immer abgerochen hatte, hat er überwunden und die Ergebnisse über diese Zeit hinaus verbessert. Der Klient ist sehr zufrieden, da er seinem Endziel von drei Kilogramm in den ersten sechs Wochen nähergekommen ist und die Hälfte geschafft hat.

Der Klient hatte sehr viele Ideen für die Lösung der Herausforderungen. Er war bereit diese in der ersten Sitzung im Maßnahmeplan zu bewerten und die für ihn am besten abgeschnittene umzusetzen und auszuprobieren. Auch in den darauffolgenden Sitzungen brachte er viele Ideen ein, die er gut umsetzen konnte, um die Herausforderungen zu bewältigen. Die Hilfe zur Selbsthilfe hat bei dem Klienten sehr gut funktioniert, da er sehr daran interessiert war, Lösungen zu suchen, um sein Ziel zu erreichen.

Sichtbare Verhaltensänderungen sind, dass der Klient nun deutlich mehr Mahlzeiten zu sich nimmt mit größeren Portionen. Des Weiteren hat er öfter ein Hungergefühl gespürt, wodurch Klassenkameraden und auch Freunde beim Fußball ihn als besser gelaunt wahrnahmen. Weiterhin ist er offener, wenn man über das Thema essen spricht und hat wieder mehr Spaß am Essen. Auch hat er wieder Appetit auf abwechslungsreichere Nahrungsmittel. Außerdem isst der Klient zwischen den Hauptmahlzeiten immer öfter kleinere Mahlzeiten, mit dem Wissen, dass er so den Blutzuckerspiegel nicht in die Fettverbrennung hinabsinken lässt.

Die Gesprächsathmosphäre war sehr angenehm. Der Klient war sehr offen und hat einen sehr guten Einblick in sein Leben gewährt. Dies hat eine vertrauensvolle Atmosphäre als Voraussetzung und es gewährt eine emphatische Gesprächsführung. Weiterhin wurde alles offen und ehrlich angesprochen. Somit war sie angenehm und es gab ein sympathisches Verhältnis zwischen Coach und Klient, was die vielen Momente, in denen gelacht wurde, unterstützen. Wenn man sich vor jeder Sitzung mit dem Klienten auseinandersetzt, um dann einen guten Einstieg zu finden und das Gespräch ohne Unterbrechungen oder Unklarheiten zu führen. Weiterhin war es gut, einige Erklärungen mit Zeichnungen zu unterstützen, da dem Klienten diese am besten im Kopf geblieben sind. In der nächsten Sitzung wäre es gut noch einige Visualisierungen mehr mit einzubauen. Auch die Methoden wie Brainstorming, aber vor allem auch der Rollentausch hat sehr gut funktioniert. Für die nächsten Sitzungen ist es von Vorteil mehr verschiedene Techniken auszuprobieren, um vielleicht noch ein paar mehr Informationen herauszubekommen und Lösungen zu finden. Für die erste Ernährungsberatung kann man diese als gut bewerten. In den nächsten Sitzungen ist es eine gute Grundlage, um darauf aufzubauen und ein paar Kleinigkeiten zu verbessern. Weiterhin ist es besser, mehr Zeit einzuplanen für nicht eingeplante Einflüsse, wie in diesem Fall das Medikament. Somit ist der Klient dann nicht so negativ behaftet damit, sondern freut sich, wenn er mehr als das Ziel erreicht hat. In diesem Fall ist der Klient gut damit umgegangen, aber in einer anderen Ernährungsberatung kann der Klient dann auch anders reagieren.

5   Literaturverzeichnis

Kanfer, F., & Saslow, G. (1995). Behavioral analysis. An alternative to diagnostic classification. Archives of General Psychiatry.

Pieter, P., & Dornberg, A. (2017). *Ernährungspsychologie* (rev.17.019.000 Ausg.). Saarbrücken: Deutsche Hochschule für Prävention und Gesundheit. Abgerufen am 10. 09 2018

Schachter, S., & Singer. (1962). *Cognitive, social and physiological determinants of emotional state. Psych. Review* (Bd. 69).

Whitmore, J. (2009). *Coaching fpr Performance The Principles and Practices of Coaching and Leadership (People Skills for Professionals).* Finnland: Nicholas Brealey Publishing. Abgerufen am 2018

6   Abbildungs- und Tabellenverzeichnis

6.1   Abbildungsverzeichnis

6.2   Tabellenverzeichnis

Anhang

Anhang 1:

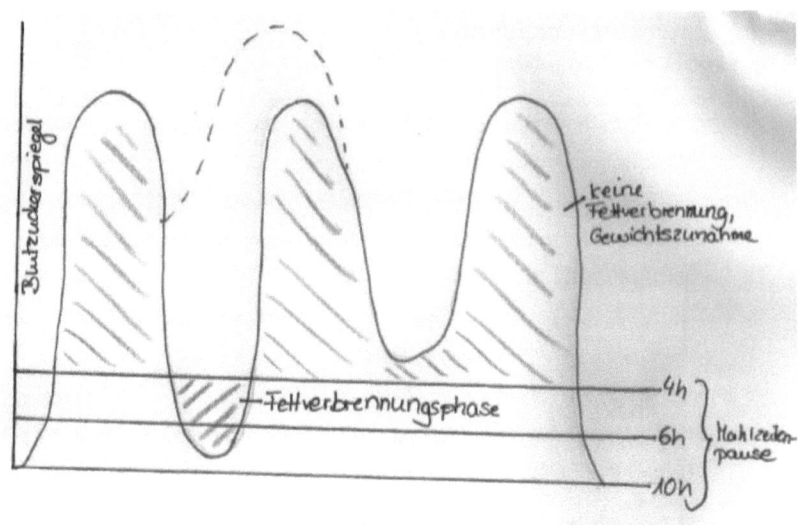

Abbildung 1: Blutzuckerspiegel (eigene Darstellung)

Anhang 2:

	Langfristig	kurzfristig
Vorteile	- Gewichts-zunahme - eigenen Körper wieder mögen	- Hungergefühl wieder da - besseres Wohlbefinden
Nachteile		- Gewicht kann schwanken (sinken) - endlich mehr essen

3 : 1

Abbildung 2: lang- und kurzfristige Vor- und Nachteile der Ernährungsumstellung (eigene Darstellung)

Anhang 3:

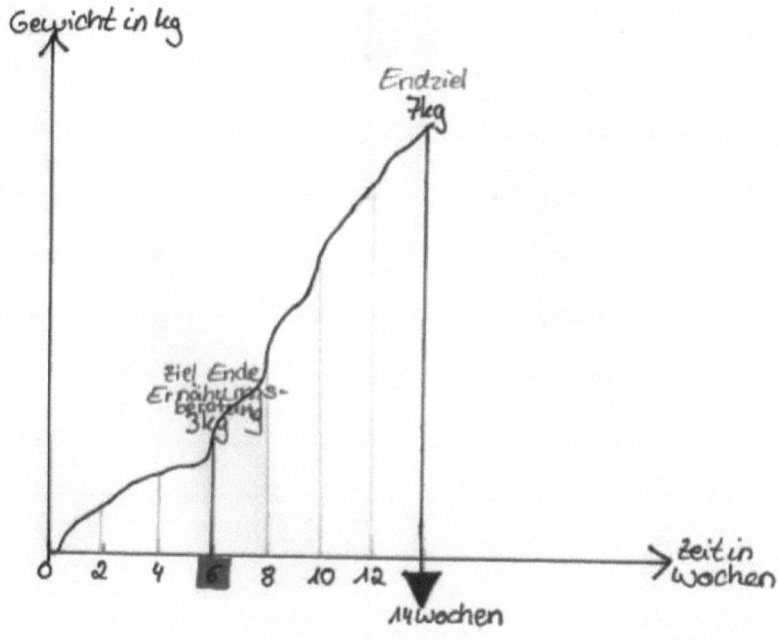

Abbildung 3: End- und Teilziele des Klienten (eigene Darstellung)

Anhang 4:

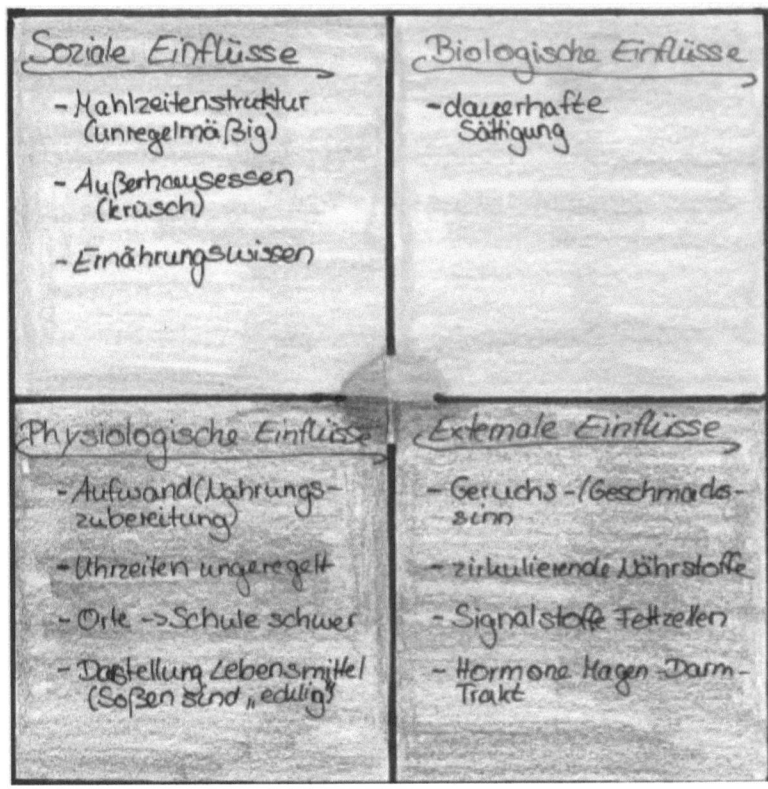

Soziale Einflüsse

- Mahlzeitenstruktur (unregelmäßig)
- Außerhausessen (krasch)
- Ernährungswissen

Biologische Einflüsse

- dauerhafte Sättigung

Physiologische Einflüsse

- Aufwand (Nahrungs- zubereitung)
- Uhrzeiten ungeregelt
- Orte → Schule schwer
- Darstellung Lebensmittel (Soßen sind „edulig")

Externale Einflüsse

- Geruchs-/Geschmacks- sinn
- zirkulierende Nährstoffe
- Signalstoffe Fettzellen
- Hormone Magen-Darm- Trakt

Abbildung 4: verschiedene Einflüsse in die Ernährung (eigene Darstellung)

Anhang 5:

Tabelle 4: Essensplan des Klienten (eigene Darstellung)

Uhrzeit	Montag	Dienstag	Mittwoch	Donnerstag	Freitag
7	1 Scheibe Brot mit Nutella, Nüsse			1 Scheibe Brot mit Nutella, Nüsse	
8		1 Scheibe Brot mit Nutella, Nüsse	1 Scheibe Brot mit Nutella, Nüsse		
9	Gurken, Wurzeln			Gurken, Wurzeln	1 Scheibe Brot mit Nutella, Nüsse
10					

11	Schokolade	Kekse	Gurken, Wurzeln	Schokolade	
12		Pizza			Shake
13	Sandwich			Sandwich	
14			Sandwich		Kekse
15					
16	Shake	Shake	Shake	Shake	
17				Pommes mit Chicken Nuggets	
18		Nudeln mit Ei			Reis, Rotkohl, Schinken
19			Kartoffeln mit Ei		
20	Reis, Bohnen, Fleisch				
21	Shake	Shake	Shake	Shake	Shake

BEI GRIN MACHT SICH IHR WISSEN BEZAHLT

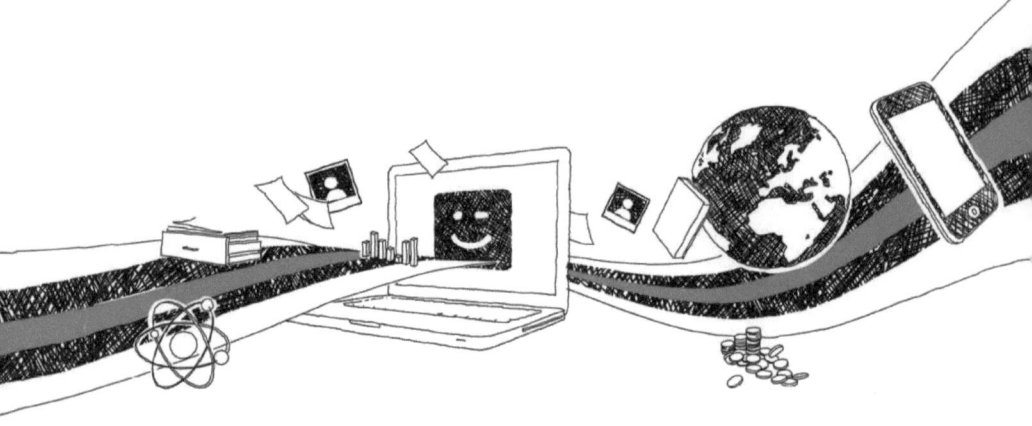

- Wir veröffentlichen Ihre Hausarbeit,
  Bachelor- und Masterarbeit

- Ihr eigenes eBook und Buch -
  weltweit in allen wichtigen Shops

- Verdienen Sie an jedem Verkauf

Jetzt bei www.GRIN.com hochladen und kostenlos publizieren

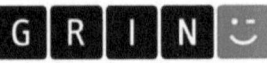